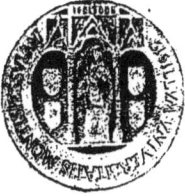

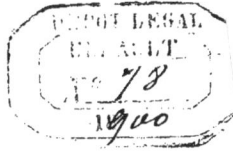

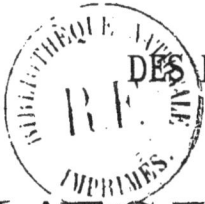

DES FORMES CLINIQUES

DE

L'ECZÉMA AIGU

PAR

Le Docteur G.-F. CLERC

Ex-interne de l'Hôpital civil de Perpignan

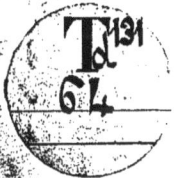

MONTPELLIER
IMPRIMERIE CENTRALE DU MIDI
Hamelin Frères
—
1900

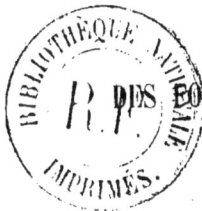

DES FORMES CLINIQUES

DE

L'ECZÉMA AIGU

DES FORMES CLINIQUES

DE

L'ECZÉMA AIGU

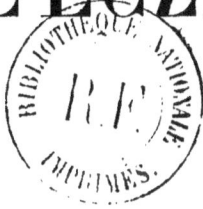

PAR

Georges-François CLERC

DOCTEUR EN MÉDECINE

Ex-Interne de l'Hôpital civil de Perpignan

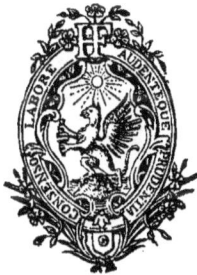

MONTPELLIER

IMPRIMERIE CENTRALE DU MIDI

(HAMELIN FRÈRES)

—

1900

A LA MÉMOIRE DE MA MÈRE

A MON PÈRE

A MES SŒURS

A MES AMIS

G.-F. CLERC.

A MON PRÉSIDENT DE THÈSE

MONSIEUR LE PROFESSEUR BAUMEL

A M. LE PROFESSEUR AGRÉGÉ BROUSSE

G.-F. CLERC.

PRÉFACE

Ce n'est pas un sujet nouveau que nous allons décrire,
mais ce n'est pas un sujet sans actualité. La pathogénie de
l'eczéma n'est-elle pas à l'ordre du jour du Congrès de dermatologie ?

Depuis quand ses différentes formes cliniques n'exercent-
elles plus la sagacité des cliniciens ?

Notre but a été justement de les réunir et de les grouper,
de montrer les rapports qu'elles affectent, les liens qui les
rattachent, les points qui les séparent ; en un mot, nous
avons voulu indiquer comment on entend, comment il faut
entendre aujourd'hui l'eczéma aigu.

Qu'il nous soit permis, en terminant, de remercier tous
ceux qui nous ont porté quelque intérêt : A nos parents, à
nos maîtres, aux docteurs dont nous avons été l'interne,
notre plus profonde gratitude ! A M. le professeur Baumel,
toute notre reconnaissance pour l'honneur qu'il nous a fait
en acceptant la présidence de notre thèse ; à M. le professeur
agrégé Brousse, qui nous en a suggéré l'idée, nos meilleurs
remerciements.

INTRODUCTION

Peu d'affections offrent une physionomie aussi variable que l'eczéma ; peu ont donné lieu à des discussions aussi nombreuses et aussi passionnées.

Décrit sous le nom d'« achor », d'« herpes miliaris», d'« herper squamosus » par les anciens et les auteurs du moyen âge, confondu avec le pityriasis, le favus, l'impétigo, l'eczéma est présenté comme un genre bien défini par Robert Willan. Dans sa classification des dermatoses, il le place dans l'ordre des « vésiculæ » et en distinge trois variétés : l'eczema solare, impetiginodes, et rubrum.

Après lui, Biett le divise en aigu et chronique, et s'efforce de séparer l'eczéma impétigineux de l'impétigo. Il est suivi dans cette voie par ses élèves Cazenave et Schedel.

Gibert et Rayer insistent avec raison sur ses diverses localisations, et dépeignent les eczémas du cuir chevelu, de la face, des oreilles, du sein, de l'ombilic, des fesses, de l'anus, des organes génitaux. Ils en signalent même une variété nouvelle, localisée au front et caractérisée par des groupes arrondis de vésicules herpétiformes.

Devergie et Hardy donnent une classification multiple, dans laquelle l'aspect, le siège, la marche et la durée de l'affection sont successivement et séparément envisagés. Mais, abandonnant les idées de Willan, ces auteurs réunissent les eczémas en un groupe artificiel, où des maladies cutanées, différentes par leurs lésions élémentaires, leur évolution, leur forme sont confondues (impétigo, dysidrose, prurigos). La connaissance plus approfondie de leurs caractères cliniques devait les faire rejeter définitivement.

En ces derniers temps, l'École de Vienne a considéré l'eczéma comme une inflammation superficielle de la peau à réactions multiples (vésicules, pustules, papules, etc.) et a voulu y faire rentrer toutes les dermatoses inflammatoires du groupe prurigineux. Vidal, se basant sur la lésion élémentaire de l'eczéma, la vésicule, plus ou moins discrète, plus ou moins fugace, plus ou moins volumineuse, en a distingué le lichen simplex aigu, devenu strophulus, le lichen polymorphe chronique, confondu avec le prurigo de Hebra, et le lichen simplex chronique.

Unna, en 1887, a créé l'eczéma séborrhéique aux dépens des formes appelées jadis : « acnée sébacée fluente » (Biett et Cazenave), flux sébacé (Rayer), séborrhée (Hebra, Kaposi, Besnier, Durhing) et considérées comme un trouble fonctionnel des glandes sébacées.

L'eczéma aigu constitue aujourd'hui un groupe complexe et polymorphe, représenté par les types cliniques suivants :

L'eczéma aigu simple et ses variétés,
L'eczéma rubrum,
L'eczéma impétigineux,
L'eczéma séborrhéique.

DES FORMES CLINIQUES

DE

L'ECZÉMA AIGU

CHAPITRE PREMIER

ECZÉMA AIGU SIMPLE. — SES VARIÉTÉS

Décrire l'eczéma aigu n'est pas chose facile; on dirait que les auteurs l'ont compliqué à plaisir. Ils en ont observé tour à tour des variétés nouvelles, et la nomenclature clinique de l'eczéma aigu s'est trouvée enrichie d'un nombre considérable de formes diverses : eczéma érythémateux, papuleux, squameux, marginé, fissuraire, etc., etc. Seules, les études histologiques ont pu y jeter un peu de lumière ; grâce aux travaux de Ranvier, la structure du derme a été connue, l'anatomie pathologique de l'eczéma a été faite. On a pu suivre les différentes phases de son évolution et montrer les rapports et les liens qui unissaient entre elles toutes ces variétés.

ANATOMIE PATHOLOGIQUE

La marche de l'eczéma aigu a été divisée en périodes ; on en reconnaît en général trois. La période initiale est caractérisée par de l'hyperémie avec une légère exsudation interstitielle et souvent par une éruption de papules, de vésicules et de pustules.

Elle ne dure que quelques jours au maximum et fait place à la seconde, marquée par de l'exsudation et des croûtes. Cette exsudation peut être séreuse ou séro-purulente, et les symptômes inflammatoires sont ordinairement assez intenses. L'exsudation superficielle détruit l'épiderme, et lorsque l'exsudat n'est pas mélangé de sang, qui se répand souvent au niveau des excoriations, il se dessèche et forme des croûtes d'une teinte pâle. Cette deuxième période de l'eczéma peut durer indéfiniment, et la maladie passer à l'état chronique. Mais dans la forme aiguë, l'exsudation cesse, les croûtes tombent en laissant à leur place un épiderme mince de nouvelle formation, et alors survient la troisième période, caractérisée par de la desquamation et une certaine induration des parties malades. Quelquefois, la deuxième période fait défaut, l'éruption passant directement de la première à la troisième. Souvent aussi cette dernière se transforme en la seconde, les parties squameuses deviennent alors de nouveau humides. Enfin, on peut rencontrer en même temps les trois périodes sur les différentes parties de la peau. Une plaque humide en voie de s'étendre, est entourée d'une auréole hyperémique et de vésicules, tandis qu'une plaque voisine est devenue sèche et squameuse.

Le foyer du processus de vésiculation est très variable comme siège. Il se produit en général dans les couches moyennes ou supérieures du corps de Malpighi ; il est essen-

tiellement dominé par l'altération cavitaire des cellules épidermiques. Il se forme entre le noyau et le protoplasma un espace
clair, du à l'hydropisie de la cellule épithéliale ; cet espace
clair va en augmentant de manière à refouler le protoplasma
vers la périphérie et à constituer une cavité périnucléaire,
au niveau de laquelle le noyau persiste intact. Plus tard, la
cavité circumnucléaire s'accroissant toujours, le protoplasma
refoulé à la périphérie est représenté par une bande mince
d'apparence fibrillaire, perd son aspect granuleux et se racor-
nit. Ainsi se trouve formé dans l'épiderme un réticulum à
mailles plus ou moins larges, renfermant des noyaux. A un
degré plus avancé ces mailles se rompent, d'où formation de
cavités remplies de leucocytes, de sérosité coagulée, parfois
de minces filaments fibrineux, formant dans les mailles du
réticulum épithélial un réticulum fibrineux beaucoup plus fin.

Dans d'autres cas, la lésion élémentaire de l'eczéma est la
bulle. Le clivement qui préside à son développement se produit
au niveau de la couche granuleuse, le plus souvent il est encore
plus superficiel et se produit au niveau de la couche cornée
basale. On y constate une substance liquide amorphe, coagulée, renfermant des leucocytes peu nombreux, et çà et là de
minces filaments ou réticulum fibrineux. Tantôt les deux
processus de vésiculation et de clivement sont combinés,
mélangés, tantôt le processus de clivement se produit au
niveau des régions inférieures du foyer de formation de la
lésion élémentaire, et l'autre existe au-dessus.

Le liquide exsudé se concrète, se mélange aux produits de
l'épiderme altéré pour former des croûtes. Ces croûtes, plus
ou moins épaisses, plus ou moins lamellaires, tombent rapidement, car elles sont très peu adhérentes. Sous la croûte une
sorte d'épiderme nouveau s'est reproduit, qui n'a pas subi du
reste l'évolution cornée normale, les cellules de cette pseudo-
couche cornée présentent un protoplasma et un noyau forte-

ment colorés par le carmin ; la couche granuleuse fait défaut, en un mot, nous sommes en présence d'un épiderme non kératinisé. Comment s'étonner qu'une pareille pellicule épidermique se craquelle pour laisser sourdre à nouveau les liquides séreux qui, venant du derme, imbibent l'épiderme, et ne demandent qu'à se faire jour à la surface. Cet épiderme se fissure, se gerce et se desquame, et le catarrhe sec s'ajoute au catarrhe humide pour continuer le processus eczémateux, jusqu'au moment où la couche granuleuse se reforme, l'éléidine reparaît, la kératinisation se refait, et que l'hyperémie œdémateuse s'éteint.

Ainsi, en se basant sur l'anatomie pathologique, on a pu donner une classification des diverses modalités de l'eczéma aigu : elle ne sont que l'exagération et la permanence de l'une quelconque des phases que parcourt la dermatose.

Voici celle qui a été donnée :

Phases évolutives	Formes cliniques correspondantes
I. Hyperémie...............	Eczéma erythémateux.
II. Œdème.................	E. papuleux.
III. Vésiculation et pustulation..	E. vésiculeux, pustuleux.
IV. Rupture des vésicules.......	E. humide.
— pustules.......	Croûteux.
V. Néoformation épidermique...	Squameux.

SYMPTOMATOLOGIE

Débutant le plus souvent sans malaise général, l'eczéma aigu est parfois précédé ou accompagné de troubles digestifs ou d'un mouvement de fièvre, ordinairement peu intense. Quand ces phénomènes généraux sont assez marqués pour ne point passer inaperçus, leur durée est assez éphémère et ne dure guère plus de vingt-quatre heures. La rougeur de la peau apparaît bientôt, rougeur punctiforme d'abord, diffuse ensuite, présentant déjà la configuration nummulaire, marginée ou autre, des placards éruptifs ultérieurs.

ECZÉMA ÉRYTHÉMATEUX.— Ce stade érythémateux constitue parfois par son intensité et sa permanence une forme d'eczéma que Durhing a bien décrit et figuré dans son atlas : l'eczéma érythémateux, dont le siège de prédilection est le front et la région génitale. Sa marche est très variable, il peut passer inaperçu, le plus souvent guérit en quelques semaines, peut s'irriter et récidiver sous l'influence de la chaleur, des excès, des frottements cutanés.

ECZÉMA ŒDÉMATEUX ET PAPULEUX. — Dû à l'œdème, qui accompagne toujours l'hyperémie congestive du derme et du corps papillaire, l'eczéma papuleux est caractérisé par une éruption de papules petites, arrondies, rouges et luisantes ou bien noirâtres. Du volume d'une tête d'épingle, elles sont discrètes et disséminées, ou confluentes et réunies en plaques plus ou moins étendues (Durhing). Elles coexistent souvent avec des vésicules, et occupent ordinairement le tronc et le côté de la flexion des bras et des cuisses. Comme la plupart des éruptions dont la papule est l'élément éruptif, cet eczéma détermine un prurit quelquefois insupportable. Sa marche est très lente, ses récidives fréquentes, et Durhing le considère comme la variété la plus tenace, la plus rebelle au traitement.

ECZÉMA VÉSICULEUX, BULLEUX, PUSTULEUX. — C'est la forme type de l'eczéma, la plus complète, la plus connue, à tel point que pour Willan et son école, la vésiculation constitue le critérium de toute éruption eczémateuse et la lésion initiale de l'eczéma.

Suivant de près les phénomènes généraux, les vésicules sont

transparentes et remplies d'un liquide tantôt séreux et alcalin, tantôt purulent ou séro-purulent. Leur nombre « prodigieux » et leur ténuité extrême sont leurs caractères essentiels.

La poussée éruptive ne se fait pas d'un seul coup. Elle s'accompagne de fièvre, d'insomnie, d'anorexie, de courbature et coïncide avec des manifestations viscérales, considérées soit comme des métastases, soit comme de vrais eczémas des muqueuses internes.

Mais le prurit est le symptôme subjectif le plus typique. Tandis que, chez les uns, c'est moins une démangeaison qu'une sensation de chaleur, de picotement ; chez d'autres, c'est une douleur formicante, qu'on dirait causée par le passage incessant de myriades de fourmis. Rarement continu, il affecte une allure rémittente, parfois une marche intermittente. Toutes les causes d'hyperémie cutanée l'exaspèrent : séjour au lit, chaleur, travail de la digestion, exercice physique, ingestion de boissons alcooliques.

Eczéma suintant et crouteux. — Jamais, ou presque jamais, le liquide renfermé dans les vésicules ne se résorbe. Celles qui n'ont pas été détruites par le grattage, s'ouvrent spontanément au bout de quelques jours, lorsque la croûte épidermique amincie est incapable de supporter la pression intérieure toujours croissante qu'elle subit. Chacune d'elles devient alors un petit ulcère, et l'ensemble des petites ulcérations forme des placards plus ou moins vastes, limités par la peau ambiante, rouge et légèrement tuméfiée. Ces placards sont baignés d'un liquide séreux, citrin, de consistance gommeuse, de réaction alcaline, qui tâche le linge en gris et l'empèse. En quantité considérable, il se concrète à l'air et forme des croûtes lamellaires, humides à leur face profonde, d'une coloration jaune clair, peu adhérentes tant que dure l'exhalation séreuse sous-jacente.

ECZÉMA SQUAMEUX. — FENDILLÉ. — CRAQUELÉ. — La période d'exhalation ne dépasse point quelques jours dans les cas aigus. La sécrétion tarit et les croûtes cessent de se former. Elles se détachent sous forme de lamelles plus ou moins larges, généralement minces. Cette desquamation devient de moins en moins active, mais les lamelles épidermiques deviennent de plus en plus minces ; la rougeur et l'œdème de la peau disparaissent et l'on assiste à la formation d'un épiderme définitif. C'est alors qu'on observe l'eczéma squameux, l'eczéma fendillé, l'eczéma craquelé.

Le premier est constitué par des squames grises ou blanches, peu adhérentes, assez fines et tombant spontanément sous l'influence du grattage. Quelquefois sur la surface squameuse des fissures apparaissent. Ces fissures se croisent en tous sens, de manière à rappeler parfois d'une manière frappante le craquelé cher aux amateurs de faïence (eczéma craquelé).

ECZÉMA NUMMULAIRE. — MARGINÉ. — VERRUQUEUX. — Ces variétés d'eczémas peuvent elles-mêmes s'accompagner de caractères particuliers : tels sont des bords circonscrits, de l'œdème, des fissures, une surface verruqueuse. Lorsque les vésicules sont groupées, elles peuvent simuler des pièces de monnaie, d'où le nom d'eczéma nummulaire, et, si les bords sont nettement circonscrits, on obtient l'eczéma marginé.

On emploie le terme *eczema rimosum* ou *fissum*, lorsqu'un eczéma squameux ou humide de la main ou des plis des articulations est accompagné de nombreuses fissures.

Eczema verrucosum indique un état verruqueux, et se montre généralement sur les malléoles et autour d'une ulcération.

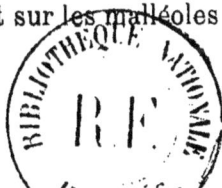

2

OBSERVATIONS

Observation I

(Cousin, Thèse de Paris)

Eczéma aigu érythémateux et papuleux, très irritable des membres
supérieurs.

Le nommé Emile, bijoutier, âgé de trente-quatre ans, entre à la
salle Bichat, le 15 mars 1893, pour un eczéma qui dure depuis un
mois.

Antécédents personnels : un peu d'alcoolisme.

Cet eczéma a débuté, le 12 février dernier, par des démangeaisons
vives et symétriques sur le dos des mains, la face antérieure des bras,
le pli des coudes et la face interne des cuisses. Le prurit est tellement
intense qu'il empêche le malade de dormir.

Bientôt la peau devient rouge, luisante, œdématiée, couverte de
petites papules très enflammées et de squames ; les grattages succes-
sifs et continuels développent sur l'eczéma un peu d'impétigo et des
croûtes brunes ou jaunâtres viennent s'ajouter aux papules et aux
squames.

Le contact des vêtements est difficilement supportable et la che-
mise colle parfois à la peau.

Application de compresses d'eau froide amidonnée ; puis on entoure
les deux membres de manches de caoutchouc, les démangeaisons
cessent, l'eczéma se met à suinter. Guérison en dix jours.

Observation II

(Fox, Atlas iconographique)

Eczéma papuleux

Mary J..., huit ans. Cette fille, trop grande pour son âge, est pâle,
maigre, chétive. L'éruption consiste en des plaques confluentes de
petites papules, rouges, jaunâtres à sommets aplatis et brillants, au
milieu desquels on voit un orifice folliculaire béant. La surface de la

peau est sèche, excepté au niveau des papules, que la malade déchire avec ses ongles. Les démangeaisons sont vives ; le plus grand nombre des papules sont surmontées de croûtes composées de sang desséché, de couleur foncée, et du volume d'une tête d'épingle.

Observation III

INÉDITE

Eczéma papuleux

Chois.... entre le 5 janvier 1900, dans le service de M. le professeur Brousse.

C'est une femme âgée de quarante-trois ans, grosse, pléthorique, ayant des tendances à l'obésité.

Point d'antécédents héréditaires, et comme antécédents personnels accuse des troubles gastriques, de la constipation habituelle, de l'œdème des membres inférieurs, le soir. Rien au cœur, ni à la poitrine.

N'a jamais eu de poussée éruptive antérieure.

Elle a été prise, deux ou trois jours avant, de céphalées, d'anorexie, de nausées, en même temps qu'elle ressentait un espèce de picotement de la peau.

A l'examen, on constate des varices sur les membres inférieurs, et sur la face interne des cuisses des placards confluents de papules rouges, à sommets aplatis et brillants.

Sur la jambe droite, un vaste placard ulcéré suintant, ayant tendance à marcher vers l'ulcère variqueux.

Sur les bras, région antérieure et interne, nouvelles plaques très peu étendues et assez nombreuses ; il en est de même sur le corps.

Les démangeaisons sont violentes, insupportables ; l'embarras gastrique persiste.

Le repos au lit est ordonné ; la dérivation intestinale est faite ; mais les lésions persistent, on fait des onctions avec un glycérolé d'amidon à l'acide salicylique, et quelques jours après on donne de l'arséniate de soude à l'intérieur. Les démangeaisons sont toujours aussi tenaces, aussi persistantes ; le traitement électrique est prescrit.

Observation IV

(MICHEL, Thèse de Paris)

Eczéma œdémateux

B... (Jean), journalier, âgé de cinquante-trois ans, a été atteint le 1ᵉʳ février 1895 de sensations de picotements, qu'il ne peut rapporter à une irritation venant de l'extérieur.

Le lendemain apparaissent de nombreuses dilatations et arborisations vasculaires rouges sur la figure.

Sur l'angle externe de l'œil gauche, rougeur surmontée de petites squames, rares, de croûtelles grisâtres, peu épaisses.

Sur le nez et le front, sur un fond érythémateux, on voit de petites saillies rougeâtres.

Dans la moustache, nombreuses croûtes épaisses granuleuses, mélicériques qui existent au voisinage de la ligne médiane et surtout à gauche.

Sur la lèvre inférieure, petits placards isolés et discrets. Sur les parties latérales du cou, mêmes placards eczématiformes, constitués par de la rougeur, des vésicules et des squames.

Sur la face antérieure de l'abdomen, minimes élevures isolées ou agminées.

Sur les membres supérieurs, vaste placard rouge à limites extrêmement diffuses, où l'on a remarqué : de petites squames, des excoriations suintantes, une rougeur vive, des vésicules petites, miliaires, remplies d'un liquide jaunâtre.

L'œdème existe sur toute l'étendue du placard eczémateux qui occupe la face postérieure et externe du bras. L'œdème existe encore sur l'avant-bras, mais la main est indemne, quoiqu'on y remarque une série de vésicules et des croûtelles.

Dans l'aisselle gauche, rougeur et pigmentation, léger prurit.

Les membres inférieurs sont indemnes. Ce malade dit être très nerveux et avoir eu des crises de nerfs assez intenses, a perdu connaissance. Il est aussi alcoolique.

Traitement : compresses imbibées d'eau amidonnée, les accidents se calment rapidement, le malade sort de l'hôpital guéri.

Observation V

(MICHEL, Thèse de Paris)

Eczéma œdémateux

Cord... Jules, âgé de quarante et un ans, entre à l'hôpital St-Louis, salle Bazin, le 4 février 1895.

Jamais d'affection cutanée antérieure, aucune maladie méritant d'être signalée.

L'affection actuelle a débuté, il y a trois semaines, par une tache rouge située dans l'aisselle droite, qui s'est étendue, a gagné le bras droit et la moitié droite du thorax, les organes génitaux, la tête et le cou.

Calvitie assez considérable du cuir chevelu, rappelant la calvitie des arthritiques, croûtes grasses, humides, plates.

Sur le visage, il existe, disséminées, un grand nombre de vésicules d'eczéma. Les unes sont transparentes, les autres opaques, d'autres sont transformées par la dessiccation en une petite croûtelle jaunâtre, peu épaisse, plate, à surface irrégulière ; squames blanches et un peu grasses, de dimensions très minimes.

Sur les paupières et autour des yeux, rougeur assez vive, œdème léger, squames très fines.

Sur la face postérieure des oreilles, rougeur diffuse, surmontée de vésicules petites ou plus larges.

Sur le thorax, vaste nappe rouge qui se continue sur le bras jusqu'au voisinage du coude, avec squames nombreuses, les unes blanches, d'autres épaisses et jaunâtres.

Au pubis et sur les organes génitaux, croûtelles jaunâtres ou bien brun-noirâtres et hémorragiques.

Sur la verge, large croûte qui recouvre sa face dorsale et les deux tiers de sa longueur. Le prépuce est distendu par l'œdème.

Au bras, l'œdème est aussi considérable ; il en est de même à l'avant-bras où il détermine un godet.

La surface tégumentaire n'a jamais été soumise chez ce malade à aucune irritation soit par des vêtements, soit par des bains. Rien dans le cœur ni dans la poitrine.

Traitement: pansements humides à l'eau de guimauve, guérison rapide en six jours.

Observation VI

(Cousin, Thèse de Paris)

Eczéma généralisé vésiculeux à poussées successives

Le nommé D... (Henri), âgé de vingt-sept ans, boulanger, entre à la salle Bichat le 22 mars 1893.

Comme antécédents, un peu d'éthylisme.

Vers la mi-février, l'éruption eczémateuse a débuté par la partie antérieure du cou, sous le menton, et s'est peu à peu propagée tout autour du cou, et s'est caractérisée par de petites vésicules remplies d'eau roussâtre et par des démangeaisons vives et continues.

Quinze jours après, nouvelle éruption sur la face interne des avant-bras, étendue surtout au niveau du pli de flexion des articulations du coude.

Puis l'eczéma gagne les membres inférieurs et se développe à la racine des cuisses, à la face postérieure des jambes, sur les mollets et dans les creux poplités, et toujours par des vésicules entourées d'une surface érythémateuse d'un rouge intense, et siège d'un violent prurit.

Le grattage y développe partout des croûtes impétigineuses.

Cataplasmes de fécule, enveloppement par le caoutchouc, guérison en huit jours.

Observation VII

Eczéma pustuleux

(Fox, Atlas iconographique)

Il s'agit d'un enfant atteint d'une variété d'eczéma peu intense et de date récente. L'éruption a débuté sur la face et le cuir chevelu sous forme de pustules. Le contenu des pustules s'est transformé en croûtes jaunâtres, épaisses et dont la surface exposée à l'air prend une teinte plus foncée. Un cataplasme fait tomber les croûtes ; la peau sous-jacente est légèrement enflammée et dénudée de son épiderme. On applique un pansement humide simple et imperméable. Guérison rapide.

Observation VIII

(Fox. Atlas iconographique)

Eczéma suintant.

W. R.., est âgé de sept mois. Lorsque je vois le malade, l'éruption, qui est un exemple typique d'eczéma humide avec croûtes, dure depuis six semaines environ. Elle a débuté sur le cuir chevelu et de là s'est étendue rapidement sur la face. La peau est très enflammée, parsemée de croûtes jaunes-verdâtres et çà et là une croûte noirâtre où la peau a été déchirée par les ongles. Les démangeaisons sont très vives, les glandes cervicales engorgées.

La mère est d'une faible santé ; elle a eu la syphilis huit ans auparavant, et deux fausses-couches. L'enfant a été enlevé partiellement au sein, il met ses troisième et quatrième dents sous l'influence d'une pommade à l'oxyde de zinc et de l'eau de chaux à l'intérieur, l'éruption s'améliore très vite. Au bout d'une semaine, la figure est moins enflammée, mais rouge et plus lisse. Quelque temps après, on fait des frictions avec une émulsion d'huile de lin au tiers, l'enfant guérit très rapidement.

Observation IX

(Fox, Atlas iconographique)

Eczéma suintant

C. M..., six ans. — Cet enfant paraît jouir d'une bonne santé, quoiqu'un eczéma plus ou moins intense recouvre la plus grande partie de son corps. La peau normale est douce et délicate. Le malade porte des traces de la diathèse strumeuse. L'éruption commence sur la tête dès l'âge de trois mois. Elle paraît bientôt sur le tronc et les extrémités, qui sont recouvertes de croûtes confluentes, jaunâtres. Elles s'enlèvent assez facilement, laissant à découvert des placards ichoreux, suintants.

Guérison en quelques mois, grâce au fer et à l'huile de foie de morue administrés à l'intérieur, et à des applications émollientes après le détachement des croûtes.

Observation X

(Fox, Atlas iconographique)

Eczéma sec psoriasiforme et fissuré

J. Z., âgé de vingt ans. L'éruption débute au pli du coude sous la forme aiguë et se transforme rapidement en subaiguë. Les mouvements du bras produisent des fissures douloureuses, l'épiderme se détache par larges lambeaux secs, brillants, ressemblant aux squames du psoriasis. Une lotion composée d'eau de chaux et d'huile de lin, en parties égales, est appliquée sur les parties malades, le bras est placé dans une écharpe. La guérison ne se fait pas attendre.

Observation XI

(Millon, Thèse de Paris)

Eczéma généralisé sec et humide

Louise V... neuf ans et demi élevée à la campagne, au biberon, mais avec soin, a marché à un an, première dentition complète à vingt-quatre mois.

Coqueluche à deux ans, rougeole à trois ans, fièvre muqueuse à huit ans, qui dure un mois et dont le rétablissement est facile.

Il y a un an, au mois de septembre, l'enfant a été prise d'un eczéma, qui a débuté par le pourtour des oreilles et qui ensuite s'est généralisé progressivement.

A l'heure actuelle, l'eczéma existe à l'état de plaques suintantes à la région auriculaire, sèches, desquamantes au front et aux joues. Plaques de même nature, sèches à l'abdomen, à la racine des cuisses, aux plis inguinaux, à la partie médiane du dos. Rien aux fesses, petits placards discrets aux jambes et aux bras. Peu de démangeaisons.

L'enfant ne présente aucune tare personnelle ; quelques petites poussées de blépharite légère antérieurement.

Le père est un homme bien portant, ni dyspeptique ni rhumatisant, mais un ancien migraineux et un peu obèse. Mère un peu nerveuse. Cinq autres enfants bien portants, aucune manifestation cutanée dans la famille.

Observation XII

(Millon, Thèse de Paris)

Eczéma sec pityriasiforme et suintant

Catherine K... six ans et demi.

Enfant maigre, qui a été nourrie d'une manière très défectueuse. Son abdomen s'est développé et offre maintenant un volume considérable avec tympanisme.

Sur le visage de l'enfant, on voit de larges placards d'eczéma sec, de dartres pityriasiformes. Placards suintants à la narine gauche et à la partie inférieure du lobule de l'oreille.

Observation XIII

(Cousin. — Thèse de Paris)

Eczéma fendillé palmaire

La nommée H..., âgée de trente-sept ans, blanchisseuse, entrée le 8 mars 1893, salle Biett.

Antécédents personnels : rhumatisante, migraineuse, pas de maladie antérieure ; arthritique.

L'eczéma est professionnel : la malade met continuellement ses mains dans l'eau de lessive. L'épiderme palmaire s'est peu à peu hyperkératinisé, il est devenu corné, sec, fendillé, couvert de stries dessinant les plis de flexion de la main.

L'eczéma s'est étendu au dos des mains, aux poignets et à la face postérieure des avant-bras ; mais, sur ces parties il est vésiculaire avec un prurit très intense, obligeant la malade à se gratter continuellement.

L'application intempestive d'onguent développe de la lymphangite surtout dans le bras droit et elle entre à l'hôpital. On lui applique sur l'eczéma des compresses amidonnées froides, recouvertes de taffetas gommé pour faire disparaître les accidents inflammatoires.

Traitement par le caoutchouc, guérison.

CHAPITRE II

ECZÉMA RUBRUM

Quand l'eczéma s'accompagne d'une forte congestion du derme, quand sa coloration est d'un rouge intense, beaucoup d'auteurs lui donnent, d'après cette apparence, le nom d'eczéma rubrum (Bateman, Biett, Rayer, Devergie, Hardy).

Cette rougeur, vive ou foncée, est un symptôme qui, plus accentué chez certains sujets prédisposés, peut être commun à diverses formes de la dermatose eczémateuse.

Pour Bazin, Leloir et Vidal, l'eczéma rubrum est une variété d'eczéma aigu, présentant une marche et une évolution particulières. Le premier de ces auteurs va même jusqu'à l'appeler « herpétide exanthématique » et à le classer dans les pseudo-exanthèmes (1).

ÉVOLUTION. — DESCRIPTION

Plus fréquent chez la femme que chez l'homme, au printemps et en été qu'en hiver, l'eczéma rubrum est une affection de l'âge adulte. On l'observe rarement après l'âge critique.

Il débute par des phénomènes généraux assez intenses : démangeaisons sur les surfaces qui doivent être le siège de l'éruption, malaise, anorexie, élévation de température, agitation et délire, en particulier chez les alcooliques. Cette

---

(1) Bazin, *Leçons théoriques et cliniques sur les affections génériques de la peau.*

période ne dure guère qu'un jour ou deux et cesse en même temps qu'apparaît l'éruption.

« Elle se présente sous forme de plaques arrondies, offrant une coloration d'un rouge vif, dont les dimensions ne dépassent pas deux à quatre centimètres, et qui néanmoins peuvent se réunir les unes aux autres et occuper toute une région : plis articulaires, aines, aisselles, coudes, poignets, etc. Sur ces surfaces ne tardent pas à se montrer des vésicules, ordinairement isolées et distinctes, mais quelquefois cependant agglomérées. Les unes s'affaissent après la résorption du liquide qu'elles contiennent et sont remplacées par une desquamation furfuracée : d'autres se rompent et donnent naissance à des croûtes jaunâtres qui recouvrent les surfaces enflammées et légèrement ulcérées. Ces croûtes se détachent bientôt et l'on voit à leur place des squames qui durent quelque temps. Rarement cette éruption est limitée, parfois même elle envahit toute la surface du corps, d'où le nom d'eczéma généralisé qu'on a donné à l'affection. » (Bazin.) La généralisation n'est jamais absolue ; quelques points de la peau sont toujours respectés.

L'eczéma rubrum évolue en deux ou trois septenaires ; il peut récidiver et les récidives peuvent être en quelque sorte subintrantes, mais le pronostic est presque toujours favorable. Les cas compliqués de congestion des poumons et du cerveau (Hardy) et terminés par la mort sont exceptionnels.

N'est-ce pas là la marche, l'évolution, le tableau, en un mot, d'une fièvre éruptive ?

Eczéma récidivant des arthritiques.— On peut rapprocher de l'eczéma rubrum l'eczéma récidivant des arthritiques. Soit qu'ils aient de l'arthritisme acquis, soit qu'ils aient de l'arthritisme héréditaire, chez eux, l'eczéma se manifeste sous forme de poussées fluxionnaires rapides, des plus intenses, qui envahissent presque toujours la figure et la tête, mais parfois aussi une autre région du corps.

En quelques heures, les parties qui doivent être atteintes se tuméfient et deviennent d'un rouge écarlate : le malade a du malaise, des frissons, de la fièvre. Il semble qu'il ait un érysipèle. Les téguments peuvent rester secs, mais dans d'autres cas, l'épiderme est soulevé par une abondante sérosité, et il s'y forme de grosses vésicules et des bulles. D'ordinaire, tout rentre rapidement dans l'ordre, mais le malade reste exposé à des rechutes incessantes, parfois fort rapprochées, qui surviennent sans cause apparente.

Observation XIV

(Laffitte, Thèse de Montpellier, 1875)

Eczéma rubrum

Mlle Joséphine Caz..., âgée de treize ans, d'un tempérament lymphatique.

Père atteint de rhumatisme chronique ; mère jouit d'une bonne santé, mais se rappelle avoir ressenti des démangeaisons à la peau, dont elle ne peut préciser le caractère.

Joséphine a eu une variole grave à sept ans. A douze ans, fluxion au visage, accompagnée de vésicules. Trois mois après, nouvelle fluxion au front et aux lèvres, semblable à la première. L'éruption, sans fièvre, a duré trois jours. Un mois et demi après, nouvelle récidive de la fluxion, précédée de bouffées de chaleur au visage et de douleurs lombaires. La menstruation s'est établie le mois suivant, et les prétendues flexions ont disparu.

Observation XV

(Laffitte, Thèse de Montpellier, 1875)

Eczéma récidivant des arthritiques

Pauline C..., âgée de dix-huit ans, d'un tempérament nerveux. Fièvre typhoïde à dix ans.

Bonne santé de la mère ; le père a de l'eczéma à l'une des jambes. Pauline a été menstruée à quatorze ans. A la suite d'une frayeur, le flux menstruel s'arrête et disparaît pendant trois mois. Vers le quatrième mois, un prétendu érysipèle éclate, avec phénomènes généraux, éruption de vésicules et dure vingt et un jours. Le mois suivant, elle eut une fluxion au front et à l'oreille gauche, mais l'aménorrhée persistait. Deux mois après cet eczéma rubrum, nouvelle récidive. Comme la malade était chloro-anémique, on la traite par les ferrugineux : les menstrues reparaissent et les poussées ne reviennent plus.

CHAPITRE III

ECZÉMA IMPÉTIGINEUX

L'eczéma impétigineux se développe chez les sujets lymphatiques. Observé le plus souvent chez l'enfant, il est en rapport avec l'évolution dentaire (Petit-Didier, Thèse de Montpellier, 1892), ou avec des troubles gastro-intestinaux (Millon, Thèse de Paris, 1896). Ses localisations principales sont la face et le cuir chevelu, d'où il peut s'étendre et se généraliser sur le cou, le tronc, les membres.

DESCRIPTION. — Semblable à un eczéma ordinaire, il est caractérisé, au début, par l'hyperémie de la peau, de la rougeur, une sensation particulière de brûlure, et des démangeaisons. Beaucoup de sujets accusent de la fièvre, de la céphalalgie, de l'embarras gastrique.

Le tégument se recouvre bientôt de papules d'abord, puis d'élevures vésiculeuses comparables à des grains de millet. Ces vésicules très nombreuses, agglomérées, confluentes, souvent réunies, se remplissent promptement d'un liquide séro-purulent et ne tardent pas à fournir un suintement assez abondant. En se desséchant à l'air, il s'épaissit, se concrète, et concourt à former des croûtes, ou des squames molles, jaunâtres, parfois assez larges et comme feuilletées.

Ces croûtes se détachent et laissent à découvert une surface rouge, ponctuée, exulcérée, suintante. Cette surface rouge est formée de petits points arrondis, d'où sortent des gouttelettes de sérosité.

Ajoutons à ces diverses lésions cutanées une infiltration du tissu cellulaire sous-cutané, un érythème sur lequel reposent les plaques de vésicules eczémateuses et plus tard l'exfoliation de l'épiderme, et nous aurons la plupart des caractères objectifs apparents de l'eczéma impétigineux.

Le prurit, les démangeaisons sont quelquefois si intenses qu'ils excitent l'enfant à se gratter, d'où, dans certains cas, la production d'abcès ou même d'hémorragies qui donnent à l'eczéma une teinte plus ou moins rouge ou noire. C'est là une cause d'augmentation dans la gravité de la maladie par la rupture des vésicules et l'ablation des croûtes.

L'eczéma impétigineux aigu dure deux, trois ou quatre semaines. Habituellement, il passe à l'état chronique et persiste pendant plusieurs mois.

Bien que ses vésicules soient plus grosses que celles des autres éruptions eczémateuses, elles n'atteignent pas le volume des plus petites vésico-pustules de l'impétigo. Celles-ci ont une base plus large, sont plus discrètes, pour la plupart plus isolées et n'occupent pas des espaces aussi étendus. Enfin, les croûtes d'un jaune grisâtre de l'eczéma impétigineux sont minces, larges, tandis que les croûtes qui succèdent aux vésico-pustules de l'impétigo sont épaisses, inégales, rugueuses, souvent granulées, franchement jaunes, d'une couleur qu'on a comparée à celle du miel desséché.

Cette forme d'eczéma est-elle le résultat d'une infection secondaire ? Est-elle une forme mixte, hybride, un eczéma composé, un eczéma inoculé par l'impétigo ? Est-ce même de l'impétigo ? Les deux opinions ont été soutenues.

Observation XVI

(INÉDITE)

Eczéma impétigineux de la face

Germaine Math., vingt-quatre ans, entre à l'hôpital suburbain, le 8 janvier 1900.

C'est une jeune fille joufflue, à grosses lèvres, lymphatique ; les ganglions du cou sont engorgés, il en est de même de ceux de l'aisselle.

Son appétit est capricieux ; elle est mal réglée, mais il n'y a point d'antécédents héréditaires.

Son affection remonte à quelques mois, a débuté par le cuir chevelu, et s'est étendu à la face, aux oreilles, au devant de la poitrine, aux deux bras.

A notre examen, les placards de la face existent encore ; ils sont symétriques et constitués par des croûtes grisâtres, épaisses, qui se détachent en larges lambeaux. Au-dessous, rougeur intense du tégument, et suintement assez abondant. Par places, on remarque des taches rougeâtres qui sont les vestiges d'anciennes vésico-pustules d'eczéma impétigineux.

Le cou est envahi, tuméfié, œdématié ; les mêmes lésions existent à la région sternale, mais les placards impétigineux sont moins confluents, plus disséminés.

La malade n'a jamais accusé de céphalalgie, mais un prurit assez désagréable, l'obligeant quelquefois à se gratter.

Rien au cœur, ni à la poitrine.

Application d'eau de son boriquée pour faire tomber les croûtes. Pansement à l'acide picrique, enfin pommade à l'oxyde de zinc au 1/10°. Guérison en huit jours.

Observation XVII

(Petit-Didier, Thèse de Montpellier)

Eczéma impétigineux

Anna P..., âgée de cinq ans et deux mois, entre à l'hôpital atteinte d'eczéma impétigineux du cuir chevelu.

La partie postérieure du cuir chevelu, le pavillon de l'oreille, et surtout la nuque, disparaissent sous des croûtes grisâtres, agglutinant les cheveux, et parsemées de petits abcès hémorragiques, résultant du grattage. La tête, dans un état de saleté sordide, est envahie par la phthiriase, qui augmente les démangeaisons provoquées par l'éruption.

L'enfant porte sur les joues et à la partie inférieure du menton des taches rougeâtres, qui sont les vestiges d'anciennes vésico-pustules d'eczéma impétigineux. Cette enfant en a été atteinte durant toute la première dentition.

D'autre part, les deux premières grosses molaires inférieures sont en train de percer les gencives, et cette sortie est très douloureuse, accompagnée de malaise et d'insomnie.

Cataplasmes de fécule de pomme de terre, recouverts de gutta-percha laminée pour faire tomber les croûtes.

Les croûtes tombées, on lave avec de l'eau de savon, on fait des lotions au sublimé, on recouvre les parties malades de vaseline iodoformée.

Traitement général : iodure de potassium, sirop de salsepareille, pour combattre la diathèse, l'enfant étant atteinte, en dehors de son eczéma, d'une kératite de l'œil gauche et d'une tuméfaction considérable des ganglions cervicaux et sous-maxillaires.

Quelque temps après, les molaires sortent sans recrudescence d'eczéma, la malade sort complètement guérie.

Observation XVIII

(Millon, Thèse de Paris)

Eczéma impétigineux chez une enfant très mal nourrie

Jeanne B..., enfant de quatre mois, dont la figure est couverte de croûtes d'eczéma impétigineux, mêmes éléments dans les poignets, quelques placards sur le cuir chevelu..

C'est une enfant extrêmement maigre et très mal alimentée, elle est élevée au biberon exclusivement, et ne prend qu'un demi-litre de lait par jour coupé avec autant d'eau pannée. Son ventre est gros et dur, elle souffre d'une diarrhée habituelle constituée de matières blanches et jaunes verdâtres.

CHAPITRE IV

ECZÉMA SÉBORRHÉIQUE

C'est en 1887, au neuvième Congrès médical international, à Washington, qu'Unna décrivit pour la première fois l'eczéma séborrhéique. Il développa cette nouvelle conception dans plusieurs de ses communications, et en dernier lieu dans une communication très importante sur la nature et le traitement de l'eczéma, lue à Birmingham, au meeting annuel de la British Medical Association (1). Besnier et Doyon, en 1881, lui avaient préparé la voie, mais Unna eut le mérite de lui imprimer son vrai caractère et d'en faire un genre à part.

Affection très fréquente, l'eczéma séborrhéique s'observe dans tous les pays, et à toutes les périodes de la vie, depuis l'enfance jusqu'à l'âge mûr. Les hommes y sont plus sujets que les femmes, et en particulier ceux qui portent des gilets de flanelle, d'où le nom d'eczéma du « gilet de flanelle » donné

(1) Unna, *On the nature and treatment of Eczema* (*The Journal of Dermatology*, août 1890).

par Besnier. Il est lié aux altérations de la santé générale : les malades transpirent facilement, sont de constitution molle, ont un teint blafard et habituellement de l'acnée papuleuse.

Seules, d'après Unna, les glandes sudoripares lui donneraient naissance. Il s'appuie sur les expériences de Malassez et Schuchart, qui ont démontré que les glandes sébacées ne présentent dans ce cas, ni hypertrophie, ni suractivité fonctionnelle, et dans ses propres recherches, qui lui ont permis de remarquer « que la graisse, provenant des glandes sudoripares, ressemble en tous points à celle retrouvée dans les squames, le derme, l'épiderme. Ces glandes offrent en outre une augmentation de volume, un surcroît d'activité et des modifications inflammatoires, et dans la substance cornée qui obstrue les follicules sébacés, on ne trouve pas les pores de la sueur dilatés. » (Unna.)

L'eczéma séborrhéique a tous les attributs extérieurs d'une maladie parasitaire ; on a fait, tant en France qu'à l'étranger, de nombreux travaux micrographiques pour découvrir sa nature. Il serait dû à un microbe spécial le « morococcus » qui produirait non seulement l'eczéma séborrhéique, mais l'eczéma en général.

C'est surtout à la partie supérieure du corps, sur les régions antérieure et postérieure de la poitrine, que se rencontre cette affection. Elle coïncide presque toujours avec une lésion séborrhéique du cuir chevelu, et débute par de petites papules, qui se transforment peu à peu en disques aplatis, érythémateux, plus ou moins arrondis, de dimensions très variables, et limités par un bord dessiné comme à l'emporte-pièce. Ces disques ne restent point cantonnés, ils s'étendent, en même temps que le point primitivement affecté se recouvre d'une pellicule jaunâtre et plissée, quelquefois même pityriasique.

Unna admet trois formes d'eczéma séborrhéique : une forme squameuse, une forme croûteuse, une forme humide.

La première est caractérisée par une production modérée
de squames peu épaisses, et légèrement grasses; les cheveux
tombent presque toujours, contrairement à ce qui arrive dans
l'eczéma ordinaire du cuir chevelu, où les cheveux ne tombent
jamais.

Dans la seconde, les squames s'accumulent en telle abondance, qu'elles constituent le symptôme principal. Elles ont
l'aspect ici de croûtes grasses, épaisses; en d'autres points,
d'un enduit gras adhérent à la peau et y retenant collés les
cheveux détachés de leur follicule. Leur coloration varie
du grisâtre au jaunâtre ou au brun; leur localisation se fait
sur le vertex et la région occipitale.

La troisième variété admise par Unna est humide. L'humi-
dité se manifeste spécialement dans la région temporale qui
avoisine l'oreille, et succède à un pityriasis simple avec démangeaisons, rougeur et tension; sous les croûtes grasses, la
surface du tégument est luisante, d'un rouge plus ou moins
foncé.

Le suintement peut devenir assez abondant pour recouvrir
une partie ou presque la totalité du cuir chevelu d'une couche
huileuse, claire ou trouble et jaunâtre (séborrhée huileuse),
quelquefois en si grande quantité, qu'elle vient couler sur le
front et dégoutter à terre, lorsque le malade baisse la tête
en avant.

Les oreilles et, en particulier, leur bord externe sont d'abord
affectés, puis le cou et les épaules chez les adultes, les joues
et le front chez les enfants.

L'eczéma séborrhéique guérit souvent sous l'influence du
traitement le plus anodin, mais il peut persister pendant longtemps, progresser avec lenteur de la tête vers le tronc, région
sternale et interscapulaire, puis sur les bras, dans les creux
axillaires, en un mot se généraliser et causer la mort exceptionnellement.

Unna, dans la description qu'il a donnée de l'eczéma séborrhéique, a un peu trop généralisé cette affection. « Il considère, dit Gaucher, comme eczémas séborrhéiques, tous les
eczémas suintants et croûteux du cuir chevelu, qui seraient
toujours consécutifs à une séborrhée préexistante. Il m'est
impossible d'accepter une semblable opinion. Ne voit-on pas
la séborrhée pityriasique du cuir chevelu donner naissance
à la suite du grattage et de l'irritation cutanée, à un véritable
eczéma avec suintement et croûtes...... et plus loin, l'eczéma
séborrhéique vrai, celui qu'il faut conserver comme entité
morbide spéciale, est toujours un eczéma figuré, se présentant
sous forme de plaques circonscrites, qui peut siéger sur le cuir
chevelu, et sur le reste du corps, particulièrement à la région
sternale. »

Enfin, Audry (de Toulouse) et Brocq ont de la tendance à
en faire un genre à part, une maladie spéciale, parfaitement
distincte de l'eczéma.

Observation XIX

(Barthélemy, Annales de dermatologie, 1895)

Eczéma séborrhéique psoriasiforme

Placard unique, aux trois quarts cerclé, sec, rosé, finement squameux, c'est-à-dire érythémateux et pityriasiforme au centre, d'un
rouge plus marqué sur les bords, qui sont recouverts d'une croûte
épaisse, dure, adhérente, formée par l'accumulation des squames.
C'est l'aspect d'un placard psoriasique.

Antécédents du malade : absence totale de syphilis, soit acquise
soit héréditaire. Il y a quatre ans (1891), atteinte de séborrhée concrète, dure, sèche, pigmentaire, noire et jaunâtre, formant sur une
très grande étendue du tronc une sorte de carapace ; dyspepsie
chronique, dilatation d'estomac, fermentations gastro-intestinales.

Deux mois avant mon examen eut lieu pour la première fois le
retour d'une dermatose se présentant sous forme d'un placard unique,

d'abord érythémateux sec, finement squameux, de la largeur d'une pièce de un franc avec prurit léger. D'ailleurs, pas de séborrhée ailleurs, à part un léger suintement sébacé déjà ancien sur le nez et la région médiane du front.

Traitement : Douches de vapeur quotidiennes, suivies de douches chaudes tous les matins. Onctions tous les soirs avec l'huile composée maintenue sur place pendant toute la nuit par une couche d'ouate imbibée du mélange suivant :

Huile végétale stérilisée	100 gr.
Eau de chaux	30 gr.
Résorcine	3 gr.

Savonnages le lendemain matin à l'eau chaude et au savon de bois de Panama. Guérison totale en douze jours.

Observation XX

(WICKHAM, Annales de dermatologie, 1895)

Eczéma séborrhéique

Le nommé W..., âgé de vingt-huit ans, plombier, entre dans la salle Saint-Louis, le 29 novembre 1895.

Antécédents héréditaires et collatéraux : père alcoolique renforcé, six frères en vie, dont cinq très nerveux, sans maladie de nerfs. Le malade se dit nerveux, un peu emporté, mais ne présente aucun stigmate d'hystérie ou d'épilepsie.

Rien à noter au point de vue des éruptions arthritiques, il n'a jamais rien présenté au point de vue de la susceptibilité de la peau au contact des irritants.

L'éruption actuelle est survenue huit jours après un violent accident. Chute d'un troisième étage, contusions, frictions avec eau phéniquée. Au troisième jour de la chute, prurit qui se développe aux plis articulaires, face interne des cuisses. Application d'alcool camphré.

Huitième jour de la chute, bain de Barèges. Le lendemain, apparition de rougeurs, de petites élévations, rouges, disséminées, à la face interne des cuisses et de plaques blanches et farineuses aux coudées.

Dès lors prurit, éruption, grattage et application d'irritants sont étroitement unis.

A son entrée, le premier coup d'œil indique : eczéma généralisé séborrhéique.

L'éruption rouge, sèche par places au dos légèrement teintée de jaune, recouvre tout le corps, et ne laisse indemne que quelques régions, pieds, fesses, mains, le haut du dos et un ou deux autres points.

Ce qui frappe, c'est la symétrie de ces lésions indemnes, elles paraissent copiées d'un côté à l'autre et les limites de l'éruption décriven des circinations.

Dans l'aire des surfaces indemnes, se voient de petites jetées squameuses, de rares papules. Ces éléments papuleux sont très peu surélevés, d'un rouge très pâle. L'éruption est sèche et squameuse ; les squames sont peu abondantes, non superposées, d'un gris jaunâtre et molles, donnant la sensation de corps gras. Le cuir chevelu est rempli de pellicules, derrière les oreilles, les lésions sont assez accentuées. Croûtes et excoriations aux mollets où les grattages ont été particulièrement violents.

Traitement adoucissant, bains d'amidon et d'axonge ; légère amélioration surtout aux mollets, au bout de huit jours ; l'amélioration paraît loin d'être égale à celle qu'on aurait obtenue s'il s'était agi uniquement d'une dermite médicamenteuse.

CHAPITRE V

DIAGNOSTIC DE CES DIFFÉRENTES FORMES
LEURS RAPPORTS

Caractérisé à ses différentes périodes et sous ses divers aspects par presque toutes les variétés d'éléments éruptifs, l'eczéma peut être confondu avec presque toutes les lésions génériques de la peau : Les formes érythémateuses le sont avec l'érysipèle, érythèmes, intertrigo, urticaires ; les formes vésiculeuses avec l'herpés, le pemphigus, la dysidrose ; les formes vésico-pustuleuses, avec l'impétigo, les formes rouges suintantes avec le psoriasis enflammé, la dermatite exfoliative généralisée, etc...

Mais les éruptions eczémateuses ont quelque chose de typique : elles sont diffuses de façon qu'il est souvent difficile de préciser les limites qui séparent les régions saines de la peau des régions malades, elles sont suintantes à un moment donné de leur évolution. Le liquide qui s'en écoule tantôt séreux, tantôt séro-purulent est plastique et empèse le linge, les croûtes jaunes, brunes ou grises, sont abondantes et se reproduisent avec une grande rapidité, enfin le prurit existe toujours à un degré et sous une forme quelconques.

S'il est assez malaisé de donner une définition précise de l'eczéma, cliniquement on peut dire que ses caractères sont assez nets. Sans en faire une affection exclusivement vésiculeuse comme Bazin, nous dirons avec Hardy que « l'eczéma est une maladie superficielle de la peau et des muqueuses, pouvant débuter par des lésions élémentaires diverses, et présentant comme symptômes principaux, soit simultanément, soit successivement de la rougeur, des vésicules, une sécrétion séreuse ou séro-purulente susceptible de se concréter pour former des croûtes, et une exfoliation épidermique constituée par des squames minces, foliacées ou furfuracées, peu adhérentes et se renouvelant à plusieurs reprises. » Rougeur, vésiculation, suintement, exfoliation, tels sont les symptômes principaux de l'eczéma.

N'est-ce point de l'eczéma que l'*eczema rubrum?* Vésicules, croûtes, squames, rien n'y manque, mais c'est un eczéma, distinct de l'eczéma vulgaire par sa marche, son évolution, son pronostic même ; ce n'est point un pseudo-exanthème, c'est une forme spéciale, une variété à part, un eczéma généralisé.

N'est-ce point de l'eczéma que l'eczéma impétigineux? On y a sans doute trouvé le staphylocoque, qu'on rencontre dans toute lésion d'impétigo, mais les pustules n'ont ni le volume, ni la forme, ni la couleur de celles de l'impétigo. « L'eczéma impétigineux, dit Marfan, n'est pas une forme spéciale d'eczéma, c'est un eczéma vulgaire compliqué d'une infection staphylococcique... En même temps que l'eczéma devient impétigineux, on peut voir apparaître une série d'altérations de la famille de l'impétigo. Aux confins du territoire de l'eczéma d'abord, et puis ailleurs, peuvent se montrer des pustules typiques d'impétigo. Il peut se produire de la kératite phlycténulaire, qui n'est autre chose que de l'impétigo de la cornée, de la rhinite impétigineuse, de la labialite fissuraire ou diphtéroïde, des tournioles, des abcès sous-cutanés multiples, des adénites. » (Marfan, *Bulletin médical,* 1898.) L'eczéma impétigineux est donc une forme composée d'eczéma.

Dans un article intitulé Eczéma séborrhéique ou séborrhéites

Brocq fait de l'eczéma séborrhéique un genre à part ; il avait été précédé dans cette voie par Audry qui propose de le nommer « maladie de Unna. » Il s'appuie sur trois observations personnelles, qu'il rapporte et qu'il commente : l'une a trait à un eczéma séborrhéique pityriasiforme ; la seconde, à un eczéma séborrhéique circiné ; la troisième, à un eczéma séborrhéique psoriasiforme. « Il y a, dit-il, dans ces faits, une sorte d'état graisseux de la peau, et une consistance un peu graisseuse, des squames, qui semblent se rapporter à ce que l'on a désigné sous le nom de séborrhée. Ces dermatoses ont leur aspect spécial, leurs réactions thérapeutiques spéciales qui sont intermédiaires à celles des eczémas vrais et des psoriasis typiques ; enfin, elles semblent être de nature parasitaire, et elles sont dans une certaine mesure, auto-inoculables chez le sujet infecté et même transmissibles du sujet malade à certains sujets sains prédisposés.» Pour Brocq, les eczémas séborrhéiques seraient donc de faux eczémas, ils constituent une classe particulière qu'il propose de nommer séborrhéites circinée, pityriasiforme, psoriasiforme, etc., selon leur aspect et leurs caractères.

Observation XXI

OBSERVATIONS DE BROCQ

(*Presse médicale*, 6 mars 1897)

PREMIER MALADE

Eczéma séborrhéique circiné

Le premier malade présente sur la poitrine de petites taches arrondies, circinées en certains points par confluence, à bords assez nettement arrêtés, d'un rouge jaunâtre un peu vif, comme constituées par de petits éléments pseudo-acnéiques accolés linéairement et surmontés de petites squames d'un blanc jaunâtre, comme graisseuses et peu adhérentes. Le centre des circinations est d'un jaune pâle. En beaucoup de points, on retrouve le début de la lésion sous la forme d'un petit élément rouge légèrement squameux, circumpilaire.

La localisation est la région présternale, et un peu le reste de la région antérieure de la poitrine. Le prurit est assez vif par moments, parfois il est nul.

Dans le dos, on retrouve des vestiges de la même affection. Sur le cuir chevelu, il y a des pellicules qui, nullement répandues d'une manière diffuse, forment des amas, ou pour mieux dire, des plaques figurées à bords assez nettement arrêtés ; elles sont d'un blanc légèrement jaunâtre et donnent une sensation de graisse quand on les roule entre les doigts. Dans l'intervalle de ces plaques le cuir chevelu semble être sain. Les cheveux tombent chez ce malade en assez grande abondance depuis quelques mois.

Observation XXII

DEUXIÈME MALADE

Eczéma séborrhéique pityriasiforme

Les lésions, chez ce malade, sont localisées aux oreilles dont la conque est d'un rouge vif, tuméfiée, suintante, recouverte de squames et de croûtelles jaunâtres ; les sillons rétro-auriculaires sont, eux aussi, d'un rouge vif, très tuméfiés, également suintants, crevassés. Ces lésions s'étendent un peu au-dessous des lobules des oreilles, sur les parties voisines du cou et des joues, et en arrière des oreilles sur toutes les régions mastoïdiennes et sur les parties voisines du cuir chevelu : à 5 ou 6 centimètres du pli rétro-auriculaire, elles s'éteignent peu à peu, la rougeur des téguments disparaît, il ne reste plus que quelques squames d'un blanc jaunâtre, et sur le vertex, on ne trouve que des squames graisseuses assez rares disposées çà et là en amas.

Observavion XXIII

TROISIÈME MALADE

Eczéma séborrhéique psoriasiforme

Le troisième malade a des plaques éruptives situées à la partie antérieure des jambes.

A droite, on en compte sur la crête tibiale, de la grandeur de pièces de 1 à 2 francs, irrégulièrement ovalaires, à grand axe vertical, à bords assez nettement arrêtés, d'un rouge un peu jaunâtre, présentant à leur surface des croûtelles, des squames et des vésicules, et au niveau desquelles le derme est épaissi, un peu infiltré et comme lichénifié ; elles sont le siège d'assez vives démangeaisons, le malade les gratte de temps en temps ; elles ressemblent à des plaques d'eczéma nummulaire lichénifié.

Jambe gauche présente depuis la tubérosité tibiale antérieure jusqu'à 3 ou 4 centimètres de l'articulation tibio-tarsienne, toute une série de plaques éruptives, dont les dimensions varient depuis la paume de la main à une pièce de 50 centimes, presque toutes très voisines les unes des autres ou confluentes, groupées de manière à former un vaste placard éruptif au milieu duquel on trouve des intervalles de peau saine. Certains éléments sont criblés de vésicules eczématiformes et suintantes, d'autres ont une teinte d'un rouge jaunâtre, qui rappelle la teinte du psoriasis et sont recouvertes de squames d'un blanc jaunâtre, graisseux qui s'enlève facilement par le grattage.

En somme, les lésions de la jambe gauche ressemblent à de l'eczéma un peu suintant et par place, se rapprochent des lésions d'eczéma séborrhéique psoriasiforme.

Sur le cuir chevelu, on trouve de nombreux amas de squames d'un blanc jaunâtre, un peu graisseux au toucher. Ces amas sont disposés par plaques çà et là, disséminées sans ordre, un peu plus nombreuses vers le sommet de la tête, mais nullement circinées.

Sur le coude droit, on trouve deux lésions : l'une de la grosseur d'une petite lentille, d'un rouge jaunâtre assez vif, recouverte d'une squame blanchâtre que le grattage rend encore plus apparente, l'autre, de près d'un centimètre de diamètre, plus pâle, recouverte également de squames sèches d'un blanc jaunâtre qui s'enlèvent très inégalement par le grattage, et au-dessous desquels le derme apparaît un peu sanguinolent.

Au point de vue clinique, il y a donc des eczémas généralisés, des eczémas composés, de faux eczémas ; peut-on les réunir au point de vue pathogénique ?

CHAPITRE VI

ETIOLOGIE. — PATHOGÉNIE

L'eczéma est la plus commune des maladies de la peau.
Sur un total de 9,042 cas d'affections cutanées empruntées aux
statistiques d'Erasmus Wilson, de Devergie, d'Anderson
(de Glascow), on trouve 2,398 eczémas, presque un eczéma
sur trois.

L'eczéma impétigineux et l'eczéma séborrhéique offrent un
chiffre assez respectable. Dans une thèse de Montpellier
déjà citée, nous trouvons qu'en 1890 sur 530 malades qui se
sont présentés à la consultation gratuite des enfants, on a
observé 110 cas d'eczémas impétigineux.

Audry (de Toulouse) a consigné dans les registres de sa clinique en l'espace de six ans :

Eczématisations diverses. . .	449
Séborrhéides	147
Eczémas séborrhéiques.	371

sur un total de 8,000 malades, soit un peu moins de 40 p. 100.

Ses causes sont des plus nombreuses et bien connues :
l'eczéma est parfois secondaire à une affection cutanée antérieure ; on le voit souvent chez des ichtyosiques, au cours
des diverses formes de prurigo diathésique, de la phtiriase,
de la gale.

Il se développe sur la peau saine, et paraît lié à des causes

externes, à des troubles viscéraux ou à des troubles nerveux.

Nous avons comme causes externes, des causes d'ordre
physique (lumière, chaleur), d'ordre chimique (sels de mercure, de bismuth, etc.), d'ordre animal (gale, phthiriase, etc.)

Les troubles viscéraux sont des troubles gastriques, intes-
tinaux, pulmonaires (bronchite chronique, emphysème), des
troubles des fonctions générales (irrégularités menstruelles,
troubles utérins, ménopause), des troubles de la nutrition
(goutte, diabète, rhumatisme chronique, obésité).

Il survient encore à la suite d'une intoxication d'origine
médicamenteuse, alimentaire, microbienne, d'un choc moral,
d'une émotion, d'un chagrin, d'une frayeur, enfin il peut être
héréditaire: les eczémateux sont fréquemment issus d'eczémateux, soit à la première, ou à la deuxième et troisième géné-
ration, lesquelles générations ont pu présenter des goutteux,
des dyspeptiques, des rhumatisants, des lithiasiques, des
hémorroïdaires, des asthmatiques, etc.

Sans entrer dans la discussion de cette étiologie, sans réé-
diter les arguments des partis qui ont défendu et attaqué la
prédominance des causes internes ou externes, auxquels sont
venus se joindre les partisans du parasitisme microbien, on
peut dire qu'une seule cause unique ne saurait donner une
explication satisfaisante de la pathogénie des eczémas.

S'il y a, en effet, des eczémas, pour la production desquels
une cause a paru suffire, sans qu'il soit possible d'incriminer
ni hérédité, ni intoxication viscérale, ni auto-intoxication
diathésique, ce qu'a paru confirmer leur guérison par la seule
intervention d'un traitement local, il n'est pas moins certain
que pour le plus grand nombre d'entre eux, le traitement local
reste insuffisant, et qu'une indication interne générale doit
intervenir: du coup la théorie de l'école allemande se trouve
ruinée.

D'autre part, l'observation clinique montre que nombre d'eczémas se développent sans cause occasionnelle appréciable, par le seul fait d'une cause interne qui a constitué un sol cutané favorable à l'éclosion et à l'évolution de la dermatose. Très souvent, les eczémateux sont ou ont été atteints de goutte, de rhumatisme, diabète, migraines, asthme, obésité, hémorrhoïdes, etc , etc., souvent ils sont issus de parents ayant présenté ces maladies. De là à généraliser et faire de l'eczéma une manifestation de la diathèse à laquelle ces affections se rattachent, l'arthritisme, ou pour mieux parler le langage du jour, les maladies par ralentissement de la nutrition, il n'y avait qu'un pas. Il est sans conteste que cette « nutrition retardée », acquise ou héréditaire, imprime à l'organisme un cachet de déchéance vitale, et de vulnérabilité morbide, qui constitue une prédisposition.

Elle est caractérisée par un défaut de désassimilation, un défaut de combustion des albuminoïdes, des principes azotés, qui produit des déchets normaux et anormaux par insuffisance d'oxygénation, véritables scories, qui encombrent l'économie, le torrent circulatoire, le tissu sanguin, les éléments cellulaires, par défaut d'élimination secrétoire. Ils produisent des auto-intoxications qui, frappent plus particulièrement tel organe, telle fonction, et cela par un mode encore indéterminé. Mais si on n'en connaît point le mécanisme, cette théorie tombe dans le domaine des hypothèses et ne peut point, non plus, être acceptée.

Reste la théorie parasitaire, dont Unna est le créateur, et Leredde un des plus chauds partisans. Dans une brochure, intitulée : *l'Eczéma maladie parasitaire; nature, pathogénie, diagnostic, traitement.* Leredde affirme qu'Unna a démontré l'existence du « morocoque » et qu'on le trouve toujours dans l'eczéma.

Voici les preuves qu'il donne à l'appui de sa théorie :

1° L'eczéma est auto-inoculable ;

2° L'eczéma se développe volontiers sur les fissures cutanées ;

3° La multiplicité des causes, externes, internes, l'identité
des effets prouvent la nature parasitaire de l'eczéma ;

4° Unna a donné des preuves histologiques ;

5° Des preuves bactériologiques ;

6° Enfin, la nature parasitaire de l'eczéma est démontrée
par l'existence de parasites nombreux, dont un, le morocoque, se trouve dans les squames.

Toröck les a réfutées, une à une, et te: mine ainsi un article
paru dans les *Annales de dermatologie* :

« Unna n'a fait « sa démonstration » que pour des lésions
impétiginoïdes, qu'il considère lui-même comme n'étant pas
caractéristiques de l'eczéma.

C'est par la marche, par tous les signes que fournit la clinique et l'anamnèse de la maladie et non par les lésions de
la peau, qu'il faut chercher à différencier les types à lésions
eczémateuses banales, contenus dans le groupe eczéma ;

La lésion impétiginoïde qu'Unna appelle le véritable eczéma
vésiculaire ou eczéma d'inoculation, n'est pas une lésion eczémateuse, mais une lésion de l'ordre de l'impétigo ;

La présence du morocoque dans les squames de l'eczéma
chronique ne prouve que son rôle « saprophytaire », et nullement son rôle parasitaire.

Les faits cliniques invoqués en faveur de la théorie parasitaire se prêtent aussi à d'autres interprétations.

Si l'on réussissait à montrer que le « morocoque » est un
coccus bien individualisé et la cause de la susdite lésion impé-
téginoïde, on n'aurait pas encore prouvé qu'il est la cause
de l'eczéma vésiculeux banal. Les « vésicules de l'eczéma
banal ne contiennent pas ou contiennent exceptionnellement
quelques rares « morocoques ».

Il n'y a donc pas un seul fait établi en faveur de la nature parasitaire de l'eczéma. » (Török, *Annales de dermatologie*, 1898)

C'est ainsi que Sabouraud a pu écrire : « Si réunissant côte à côte, comme je l'ai fait, les principales opinions possibles sur la querelle entre la diathèse et le parasitisme dans l'eczéma, si l'on demandait à un dermatologiste qui serait en même temps logicien, laquelle de ces deux opinions il faut admettre, il répondrait en demandant lui-même une définition de l'eczéma et personne ne peut la donner, une définition de la diathèse qui n'a pas été donnée, enfin les preuves de l'existence du parasitisme, ce qui entraînerait une série de travaux, qui ont à peine été ébauchés par un seul homme. »

CHAPITRE VII

MARCHE. — PRONOSTIC DE L'ECZÉMA AIGU

L'eczéma aigu se limite parfois à une seule poussée de vésicules qui disparaissent en quelques jours ; d'autres fois, l'évolution est moins rapide ; l'eczema rubrum, par exemple, dure de deux à six septénaires. L'eczéma impétigineux de la tête et de la face des scrofuleux peut présenter une durée considérable et une remarquable résistance aux traitements les plus variés. Souvent, l'eczéma aigu passe à l'état chronique, et il est des sujets qui conservent toute leur vie cette dermatose, soit qu'elle se présente sous forme de poussées successives et périodiques, ne guérissant jamais complète· ment, ou sous celle de placards limités d'eczéma sec invétéré.

Les diverses formes d'eczéma aigu peuvent se combiner au cours d'une même poussée éruptive ou se succéder sans ordre bien régulier. Telle éruption peut être érythémateuse, papuleuse ou vésiculeuse en des points différents, et tel placard papuleux peut sauter la période vésiculeuse pour se transformer, d'emblée, en eczéma papulo-squameux.

L'eczéma, enfin, est une affection essentiellement récidi- vante. « Il est bien rare, dit Hardy, qu'un malade dont la vie se prolonge, n'en soit affecté qu'une fois ; le plus ordi- nairement, on le voit se représenter souvent au printemps et à l'automne, d'autres fois à des intervalles variant de quel- ques mois à des années, tantôt à la même place, tantôt ailleurs, sous une forme identique ou différente. »

CHAPITRE VIII

TRAITEMENT

C'est surtout au traitement local qu'il faut avoir recours dans l'eczéma aigu, et la médication la plus simple est la meilleure.

A la période de vésiculation, de suintement, il faut se garder des pommades, dont on ne connaît pas trop bien les effets, pour employer les topiques humides et les compresses émollientes. Mais ce sont surtout les poudres inertes, soit minérales, comme l'oxyde de zinc, le sous-nitrate de bismuth, soit végétales, comme l'amidon, dont il faudra se servir. Les premières ont l'avantage d'être plus adhérentes que les poudres végétales, mais elles sont plus irritantes, de sorte qu'il vaut mieux les associer afin d'en atténuer les effets.

A la seconde période de l'eczéma, quand il y a des croûtes et pour les faire tomber, le moyen le plus simple est l'application de cataplasmes d'amidon cuit, refroidis. On a proposé de remplacer les cataplasmes d'amidon par des feuilles de caoutchouc vulcanisé, mais il ne convient guère que dans l'eczéma du cuir chevelu, où il est plus facile à appliquer sous forme de calotte. Enfin, Besnier se sert de compresses de tarlatane pliées en plusieurs doubles, trempées dans une solution saturée d'acide borique, et recouvertes de taffetas gommé.

A la période squameuse, on aura recours aux onctions avec le glycérolé d'amidon, soit pur, soit incorporé à des poudres inertes, et si cet eczéma aigu menace de durer, est le prélude, en quelque sorte, d'un eczéma chronique, il faut s'adresser aux topiques et aux pommades astringentes. Je n'en citerai qu'un qu'on emploie depuis assez peu de temps, l'acide picrique ; il a donné de très beaux résultats dane les formes suintantes en particulier ; il n'y a qu'à lire, pour s'en convaincre, la thèse de mon ami le docteur Taïx (Thèse de Montpellier, décembre 1898).

Le prurit sera calmé par les bains de son, de camomille, de tilleul ou de glycérine. Ces bains doivent être de courte durée, de dix à vingt minutes ; si on a le malheur d'y rester trop longtemps, ou si on les prend trop chauds, une poussée nouvelle d'eczéma se produit presque fatalement, ou les phénomènes inflammatoires qui existaient déjà redoublent d'intensité. S'ils ne sont point supportés, il faut les remplacer par des lotions.

Le traitement général, sans avoir ici l'importance qu'il acquiert dans l'eczéma chronique ne doit pas être négligé. C'est surtout au régime du malade qu'il faut veiller, et aux troubles gastro-intestinaux : il doit s'abstenir de liqueurs fortes, de mets épicés, d'aliments fermentés. Aux arthritiques on donnera les alcalins ; aux strumeux, aux lymphatiques, des préparations iodurées, jamais l'arsenic ne doit être prescrit dans l'eczéma aigu ou dans les poussées aiguës d'eczéma chronique, et encore ne faut-il le prescrire qu'à une période assez éloignée du début des accidents.

L'eczema rubrum, enfin, sera traité par des bains émollients ; l'eczéma impétigineux par des pommades à l'oxyde de zinc ou au calomel ; l'eczéma séborrhéique par des topiques plus irritants ; soufre, oxyde jaune de mercure, huile de cade.

CONCLUSIONS

Cliniquement, l'eczéma aigu est caractérisé par de la rougeur, de la vésiculation, du suintement, de l'exfoliation épidermique.

Selon telle ou telle période de son évolution, on a telle ou telle variété d'eczéma aigu.

L'eczema rubrum et l'eczéma impétigineux sont de vrais eczémas ; l'eczéma séborrhéique est un faux eczéma.

La pathogénie de l'eczéma est encore à l'étude ; des théories données, aucune ne satisfait l'esprit.

Le traitement doit être calmant et hygiénique.

BIBLIOGRAPHIE

AUBERT. — Traitement de l'eczéma par l'acide picrique (Thèse de
Paris, 1897).

AUDRY. - Des formes aiguës de la maladie de Unna (eczéma séborrhéique). Midi médical, Toulouse, 1893.

BASTIAN. — De l'eczéma et de son étiologie (Revue internationale
de médecine et de chirurgie, 1899).

BESNIER et DOYON. — Traité des maladies de la peau.

BESNIER. — Traitement des eczémas (Semaine médicale, 1892).

BOSVIEUX. — Considérations sur la nature parasitaire de l'eczéma.

BROCQ. - Etiologie des eczémas (Semaine médicale, 8 décembre 1892).

BROCQ et JACQUET. — Traité des maladies de la peau.

BROCQ. — L'eczéma séborrhéique et les séborrhéites (Presse médicale 6 mars, 1897).

COUSIN. — Traitement de l'eczéma par l'enveloppement dans la
toile de caoutchouc (Thèse de Paris, 1893).

DECHAMBRE. — Dictionnaire de médecine et de chirurgie pratiques.

DE SENNEVILLE. — Eczéma séborrhéique (Thèse de Paris, 1888).

FOX. — Iconographie photographique des maladies de la peau.

GAUCHERY. — Observation pour servir à l'histoire des névrodermites
et de l'eczéma séborrhéique (Annales de dermatologie,
27 août, 1899).

GAUCHER. — Traité des maladies de la peau.

HALLOPEAU. — Sur un eczéma végétant à progression excentrique
(Société française de dermatologie, 1894).

HARDY. —Traité pratique et descriptif des maladies de la peau.

JACQUET. — Eczéma des nourrissons (Médecine moderne, 1899).

JUGEAT. — De l'emploi du nitrate d'argent dans l'eczéma suintant
(Thèse de Paris, 1899).

Kaposi. — Pathologie et traitement des maladies de la peau.

Laffitte. — De l'eczema rubrum (Thèse de Montpellier, 1875).

Leloir et Vidal. — Traité descriptif des maladies de la peau.

Leredde — L'eczéma, maladie parasitaire ; nature, pathogénie, diagnostic et traitement.

Marfan. — Eczéma séborrhéique des nourrissons (Bulletin médical, Paris, 1898).

Michel. — Quelques considérations cliniques sur l'œdème dans l'eczéma aigu (Thèse de Paris, 1895).

Millon. — Des manifestations cutanées dues aux vices de nutrition chez les enfants (Thèse de Paris 1893).

Petit-Didier. — Eczéma impétigineux (Thèse de Montpellier 1893).

Rayer. — Traité des maladies de la peau.

Renault. — Eczéma généralisé (Annales de dermatologie et syphiligraphie Paris, 1898).

Sabouraud. — Etiologie de l'eczéma (Annales de dermatologie 1899).

Spiegler. — Eczéma marginé (Annales de dermatologie, 1898).

Shœmaker. — Acute eczema (J. Am. Ass. Chicago, 1898).

Török — L'eczéma est-il une maladie parasitaire (Annales de dermatologie, 1898).

Unna. — Eczéma (Annales de dermatologie, 1895).

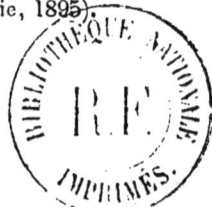

SERMENT

En présence des Maîtres de cette Ecole, de mes chers condisciples et devant l'effigie d'Hippocrate, je promets et je jure, au nom de l'Être suprême, d'être fidèle aux lois de l'honneur et de la probité dans l'exercice de la médecine. Je donnerai mes soins gratuits à l'indigent, et n'exigerai jamais un salaire au-dessus de mon travail. Admis dans l'intérieur des maisons, mes yeux ne verront pas ce qui s'y passe, ma langue taira les secrets qui me seront confiés, et mon état ne servira pas à corrompre les mœurs ni à favoriser le crime. Respectueux et reconnaissant envers mes Maîtres, je rendrai à leurs enfants l'instruction que j'ai reçue de leurs pères.

Que les hommes m'accordent leur estime, si je suis fidèle à mes promesses! Que je sois couvert d'opprobre et méprisé de mes confrères, si j'y manque!

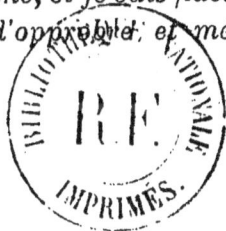

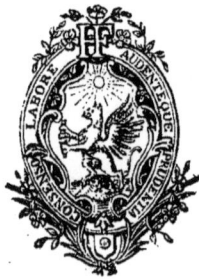

www.ingramcontent.com/pod-product-compliance
Lightning Source LLC
Chambersburg PA
CBHW050533210326
41520CB00012B/2560